Dr P. J. NAVARRE

# L'HOMÉOPATHIE

## ET LES

# HOMÉOPATHES

## ÉTUDE

Spécialement adressée aux Gens du monde

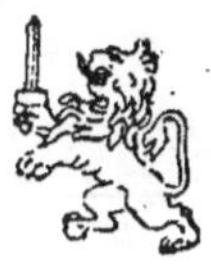

LYON

HENRI GEORG, LIBRAIRE ÉDITEUR

65. Rue de la République

—

1887

# L'HOMÉOPATHIE

## ET LES

# HOMÉOPATHES

Dᴿ P. J. NAVARRE

# L'HOMÉOPATHIE

## ET LES

# HOMÉOPATHES

## ÉTUDE

Spécialement adressée aux Gens du monde

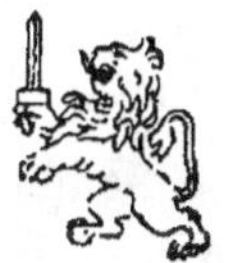

LYON

HENRI GEORG, LIBRAIRE ÉDITEUR

65, Rue de la République

—

1887

# L'HOMÉOPATHIE ET LES HOMÉOPATHES

« La plus haute ou plutôt l'unique vocation du médecin,
« est de rendre sains ceux qui sont malades, et le beau idéal
« de l'art de guérir est une restauration prompte, facile et
« durable de la santé, ou une destruction complète de la ma-
« ladie par la méthode la plus sûre. »

« Une goutte de *drosera*, administrée à un enfant qui a la
« coqueluche, peut causer la mort si elle a été atténuée au
« treizième degré et secouée vingt fois ; mais, si elle n'a subi
« que deux secousses, une guérison prompte et radicale suivra
« l'administration d'un globule de sucre de lait humecté dans
« ce liquide dilué trois fois. »

Il me paraît que tout l'illogisme de la doctrine hahnemannienne ressort du rapprochement de ces deux phrases, dont
l'une, magnifique d'élévation, est tirée des prolégomènes de
son *Organon*, et l'autre, bouffonne, de la *Matière médicale*.

Les pratiques homéopathiques appellent volontiers les plaisanteries, peut-être ne les a-t-on pas assez épargnées. Hollard,
Henrioth, Gubler sur tous ont admirablement réfuté tous les
argumens de la doctrine ; Trousseau, qui avait d'abord inti-
tulé l'un de ses plus importans chapitres : *médication irri-
tante, substitutive ou homéopathique*, n'a pas eu de peine,
dans les éditions suivantes, à se dégager des approbations
compromettantes des hahnemanniens. Et cependant, malgré
leur peu de tenue scientifique, malgré les plaisanteries dont

2

on les a accablées, les pratiques homéopathiques ont des adeptes, des fidèles, des dévots même et en recrutent tous les jours de nouveaux dans la classe intelligente de la société. Donner à ces doctrines l'attrait de la persécution serait la plus insigne maladresse : la situation scientifique de leurs adhérens ne peut pas être plus diminuée qu'elle n'est ; leur situation matérielle, déjà très-confortable, comme l'on sait, en recevrait un surcroît de prospérité. Mais le fait est qu'ils deviennent envahissans ; et ce n'est pas seulement, comme le dit M. Jules Rochard, sur un personnel névropathique et crédule, qu'ils ont de l'ascendant, nous les voyons prendre pied dans un milieu éclairé que nous aurions cru à l'abri de ce charlatanisme discret et voilé et par cela même d'autant plus dangereux.

Si d'ailleurs Littré ne m'en avait averti, je ne me dissimulerais pas combien il est difficile d'entretenir d'un sujet médical, un public extra-médical. Mais si, dans toute controverse, tels argumens techniques peuvent être appréciés par les seules gens compétens, d'autres ressortissent au sens général et tout homme de bonne foi peut être appelé à en juger. Aussi bien, une cause ne peut être gagnée définitivement que devant ce grand public, et, quelque juste condamnation qu'elle ait subie de la part du tribunal scientifique, l'erreur a grande chance de survie et tout espoir d'appel tant que l'opinion publique n'a pas prononcé.

La réfutation doctrinale de l'homéopathie n'est pas à faire, je n'oserais m'y hasarder, du reste, après des maîtres tels que Trousseau, Gubler, Fonssagrives, et ne pourrais que répéter en moins bons termes, les victorieux argumens qu'ils lui ont opposés ; d'ailleurs, une telle polémique ne pourrait s'adresser qu'à des médecins et depuis longtemps leur conviction est faite. Je voudrais, sans acrimonie, sans passion, porter le débat devant le lecteur, l'éclairer en peu de mots sur les doctrines et les procédés homéopathiques, lui faire connaître les raisons spéciales qui ont fait repousser les unes et les autres par le monde médical, celles, plus générales, qui les doivent faire rejeter par tout homme ami de la logique; lui dire enfin pourquoi l'homéopathie étant morte scientifiquement depuis quelque trente ans, les homéopathes vivent et prospèrent encore.

*De te fabula narratur....* Je veux vous parler de vous, de votre santé, de ceux à qui vous en confiez le soin. Le sujet est trop intéressant pour ne pas me valoir votre indulgente attention.

I

Le mot le dit : « L'homéopathie », c'est l'art de guérir par les semblables.

Tout le monde connaît le quinquina. C'est devenu une panacée que l'on prescrit à l'envi ; elle figure sur la majorité des consulations médicales, et il n'est pas d'année, de mois, dirais-je volontiers, où un pharmacien ne s'illustre par une préparation nouvelle ou une nouvelle association du médicament en vogue, du *tonique* par excellence. La vérité est que les propriétés toniques du quinquina sont médiocres, que son abus n'est pas sans inconvéniens pour le bon fonctionnement de l'estomac, que l'arsenal thérapeutique contient nombre d'amers francs qui lui sont bien supérieurs sous ce rapport et qu'il ne garde toute sa vertu et ne mérite son universelle réputation que dans le seul traitement de cette fièvre particulière à la Bresse, la Sologne ou la Campagne romaine et qu'on appelle la fièvre intermittente. Agent admirable contre la fièvre à type périodique, il est d'une efficacité douteuse contre la fièvre en général et cette anémie dont tout le monde parle et se dit atteint, symptôme commun à une foule d'états maladifs et d'origines diverses. Il en est des médicamens comme de certains hommes, la célébrité leur vient souvent de leurs qualités inférieures.

Quoi qu'il en soit, il y a tantôt cent ans que Samuel Hahnemann ayant pris une certaine quantité de quinquina en pleine santé, crut éprouver quelques-uns des symptômes de la fièvre intermittente : ce fut son chemin de Damas. Ce merveilleux accès de fièvre est le seul, que de mémoire d'expérimentateur, on puisse mettre sur le compte de la poudre royale. Il consulte aussitôt les auteurs pour y trouver consignés des faits analogues, ajoute à ces citations érudites les pratiques empiriques de la vie ordinaire : le membre gelé guéri par des frictions de neige ; la région échaudée rapprochée tout aussitôt du feu ; les parties brûlées, pansées et guéries par l'alcool chauffé ou l'essence de térébenthine. Formelius, John Hunter B. Bell, Sydenham, Kenthel, Heister, J. Bell lui apportent des faits à l'appui, et il avoue modestement que ces auteurs seraient les premiers inventeurs de l'homéopathie, si du reste ils avaient eu l'esprit de synthèse, mais « la Divinité « l'avait choisi pour faire ce don à l'humanité ! » On ne sait ce qu'on doit le plus admirer, de l'érudition que prouvent quarante pages de citations, ou de l'imagination que le réformateur a dû déployer pour accommoder les faits aux besoins de sa cause.

Une remarque en passant. D'une façon générale, ne considèrerons-nous pas qu'une méthode qui consiste à adapter des faits à une hypothèse première est de beaucoup inférieure à celle qui tire une loi générale d'un ensemble de faits particuliers ? et celle-ci n'a-t-elle pas droit à toutes nos préférences ?

Mais passons à l'exposé. On peut réduire le gros de l'œuvre hahnemannienne aux trois propositions suivantes :

1º La maladie est une perturbation plus ou moins violente de l'économie, qui se manifeste par des symptômes. Convertir par des médicamens appropriés cette maladie en une autre semblable, mais artificielle et plus énergique, qui cèdera à son tour à la force vitale réparatrice, tel est le but que doit poursuivre le médecin. L'économie étant plus sensible aux médicamens qu'à la maladie, la maladie provoquée subjuguera l'autre, à la condition toutefois qu'elle soit *semblable* à la maladie à guérir. A l'appui de cette thèse, Hahnemann cite des inflammations chroniques de l'œil guéries par l'inoculation du virus variolique, suivant les attestations de Leroy et Dezoteux ; la surdité guérie de la même manière, d'après Closs ; la fièvre intermittente enrayée par la fièvre vaccinale, d'après Hardige.

2º La maladie n'étant qu'une agrégation de symptômes, la tâche du médecin consiste seulement à les combattre, et par eux, la cause elle-même. C'est l'aphorisme : *sublatâ causa tollitur effectus*, renversé.

3º La maladie consiste en un changement invisible opéré dans l'intérieur du corps par une puissance morbifique naturelle, *force sans matière ;* celle-ci est, pour les maladies aiguës, « la force vitale sortie de son rythme normal, » ou bien encore « un changement immatériel dans notre manière d'être » ; pour les maladies chroniques, un des trois miasmes syphilis, sycose ou psore, dont l'action, imperceptible à son début, éloigne peu à peu l'organisme de l'état de santé et finit par le détruire, sans être arrêtée dans son développement par la force vitale incapable de l'éteindre par elle-même. (Littré. Dict.).

Voilà la doctrine. Voici la thérapeutique.

1° Puisque, dans le traitement des maladies, il ne faut employer que les substances médicamenteuses propres à provoquer des symptômes de la nature de ceux existant déjà, ces agens produiront leurs effets sur un tempérament prédisposé à en être affecté. Or, le pouvoir de la médecine dominant celui de la maladie, une très petite quantité du médicament sera suffisante pour agir sur une constitution ainsi préparée. La plus légère aggravation de la maladie par des moyens purement médicaux constituera une maladie artificielle assez puissante pour contrarier et faire disparaître l'autre. Plus, à son tour, cette maladie artificielle sera intense, plus facilement elle cédera à l'action du principe vital.

On croit rêver.

2° De là, la nécessité des petites doses médicamenteuses. Les médicamens seront employés à dose infinitésimale, parce que, agissant contre une maladie causée par une « force sans matière, » leur énergie sera suffisante pour provoquer des symptômes plus intenses que ceux de la maladie actuelle.

3° Enfin, le médicament acquiert un nouveau degré de puissance à chaque division ou dilution, par le frottement ou la secousse qu'on lui imprime, ou lorsqu'on l'étend de liquide, à l'exception toutefois du vin et de l'alcool. (Littré. Dict.).

## II

Il n'est pas inutile de rappeler aux bons esprits que, dès le début de son apparition en France, toute facilité fut laissée à la doctrine pour se produire et faire connaître ses résultats thérapeutiques. A Lyon, où elle apparaît d'abord, venant de Suisse, le professeur Pointe livre une salle de trente lits aux expériences du docteur Guérard un des premiers et des plus fervens convertis. A Paris', Bailly de l'Hôtel-Dieu, laisse Currie et Léon Simon faire l'essai de leur médication et ils y renoncent d'eux-mêmes au bout de cinq mois. Andral enfin, dont on sait la haute probité, ne leur aurait pas marchandé son appui, si d'ailleurs son observation très attentive n'avait amené dans son esprit la conviction de la vanité de ces pratiques. Partout on se prêta à l'expérimentation de la méthode : beaucoup de médecins commençaient à se lasser de la tyrannie sanguinaire de Broussais et n'auraient pas mieux demandé que d'adopter un traitement plus humain, s'ils y avaient vu le plus léger avantage pour leurs malades.

Cela dit, mon intention n'est pas de rééditer les réfutations qui ont été faites des diverses propositions ci-dessus, n'ayant rien à dire qui n'ait été déjà dit et bien dit. Je veux simplement faire ressortir le manque absolu de logique et d'enchaînement de cette prétendue doctrine.

Du moins, en admettant les données premières, est-on en droit de demander que tout se lie, et que les conclusions et la méthode thérapeutique découlent nécessairement des prémisses et de la doctrine pathologique? Admettons un instant avec Hahnemann que la maladie soit une altération de ce qu'il y a d'immatériel en nous. Pourquoi alors des doses infinitésimales ? Pourquoi même des doses? dirai-je avec Fonssagrives. Le médicament ne doit-il pas être immatériel comme l'affection à laquelle il s'adresse ? Comment concevoir qu'une maladie qui reconnaît pour cause un principe immatériel, puisse voir se développer à côté d'elle et simultanément une maladie semblable provoquée par un agent infinitésimal il est vrai, mais enfin matériel ?

La théorie de la dynamisation du médicament par le frottement, le broiement ou la succussion est bouffonne, sans doute, mais surtout en contradiction flagrante avec la vue première de l'action du médicament. Ne voit-on pas, en effet, que si l'on fait intervenir la chaleur et l'électricité par les diverses manœuvres du mortier, du flacon secoué ou de la dilution, le médicament n'est plus ce que l'on croyait être et ne peut plus remplir l'office qu'on lui demandait tout d'abord, c'est-à-dire, provoquer la maladie ou le symptôme qu'il avait accoutumé de produire sur l'homme sain, lors de l'expérimentation première. La dynamisation ? mais c'est l'inconnu, puisque le médicament acquiert des propriétés nouvelles et que vous ne savez dire quelles ; que devient alors votre thérapeutique ? Du reste, pour être logique, la médication devrait rester confinée toujours dans les moyens moraux. Aussi bien, les homéopathes ne s'en font-ils pas faute ; mais alors, que signifient leurs non-pareilles et leurs dilutions ? Si infinitésimales que soient les doses, ils n'en ont pas moins la prétention d'en faire des doses médicamenteuses. On comprendrait à la rigueur qu'ils voulussent en atténuer les propriétés par l'extrême division ; mais point, ils prétendent les exalter !

Tout l'art du médecin chinois consiste à noter les variations du pouls ; elles se comptent par centaines, et, en trouver une nouvelle suffit à l'illustration d'un médecin céleste. Combien loin derrière elle l'école hahnemannienne laisse toutes les chinoiseries ! La noix vomique produit plus de douze mille symptômes ; le *calcar* (tout simplement la carbonate de chaux dont se compose l'écaille d'huître), plus de deux mille ; le *succus sepiœ*, plus de douze cents, etc.

Etant donné qu'un médicament qui produit un des symptômes observés dans une maladie, doit être en pratique opposé à cette maladie, il est facile de conclure, d'après ces chiffres, qu'il est bien peu d'affections où l'on ne puisse donner *nux vomica*, *calcar*, et *succus sepiœ*.

A dire vrai, l'embarras est grand pour qui veut exposer

impartialement les doctrines homéopathiques. J'ai dit ce qu'a été la pensée d'Hahnemann, les principes qu'il avait formulés, les conséquences thérapeutiques qu'il avait cru pouvoir en tirer. Mais le réformateur se voilerait la face s'il voyait aujourd'hui ce qui reste de son œuvre et comment travesti ; il renierait violemment la plupart de ceux qui se réclament de lui. Il n'y a plus d'homéopathie, il y a des homéopathes, et, suivant l'heureuse expression de Fonssagrives, on trouve chez eux autant de législateurs que d'adhérens. Le prophète de Leipzig n'a laissé après lui que sa monnaie. Un à un ses dogmes ont été dénaturés : il avait laissé pénétrer l'imagination dans le domaine de la science, elle n'a pas tardé à s'y donner libre carrière, et, des trois propositions auxquelles j'ai réduit sa doctrine, à peine en reste-t-il une intacte : *similia similibus curantur*. Les autres ont été défigurées par l'essai qu'on a fait de les expliquer et les commentaires dont on les a entourées. Que dire d'une religion qui, après cent ans d'existence, en est encore à discuter son *Credo ?*

Quant à la méthode thérapeutique, il n'en reste plus rien ou si peu que rien. En leur qualité de gens pratiques, les homéopathes américains se sont dit que l'étiquette importait peu, que guérir étant le point important, tous les moyens étaient bons ; c'est par centigrammes qu'ils administrent les alcaloïdes, doses très peu homéopathiques ; leurs cliens s'en accommodent, peuvent même s'en bien trouver, mais non la logique et leur probité professionnelle. Nombre d'homéopathes français les ont suivis dans cette voie, et, dans beaucoup d'affections aigües, leur thérapeutique diffère peu de celle des allopathes.

Doctrine et pratiques tout s'émiette : comme une terre épuisée par le retour des mêmes cultures, l'œuvre hahnemannienne est comme effritée par le retour des argumens et des faits en petit nombre, toujours les mêmes. Bien que

professant un dédain systématique pour la médecine expéri-
mentale, les homéopathes n'ont pas manqué de se réclamer
de Jenner d'abord, puis de Trousseau, et tout récemment de
M. Pasteur lui-même. Est-il besoin de répéter que la vaccine,
la médication substitutive, l'atténuation des virus n'ont rien
de commun avec les conceptions homéopathiques ? Pas plus
que la variole ne l'est par la vaccine, la rage n'est guérie
par les piqûres faites d'après la méthode intensive : l'une et
l'autre sont prévenues. D'un autre côté, y a-t-il quelque bon
sens d'assimiler un médicament à un virus et de conclure des
effets de celui-ci au mode d'action de celui-là ? Mais, tout
grossièrement spécieuses que soient les apparences, et quelque
facile qu'en soit la réfutation, les homéopathes savent que
certains esprits légers s'y laisseront prendre et cela leur
suffit. Voilà pourquoi, tout dernièrement, ils faisaient savoir
*urbi et orbi* par un des journaux le plus lus, qu'ils apportaient
leur pierre à l'œuvre de M. Pasteur. J'entends l'édifice. Mais
il ne leur déplairait point qu'on pût s'y méprendre.

Ce n'est, aussi bien, ni l'esprit, ni l'intelligence de leur
temps et de leurs malades qui manquent aux adeptes de
l'homéopathie, et cela me fournit une transition naturelle
pour passer à l'examen des raisons qui ont fait survivre les
homéopathes à leurs croyances et prospérer ceux-là alors
que celles-ci s'effondraient.

## III

On sait les querelles antiques des *Dogmatistes* et des
*Empiriques*. Les premiers s'opposaient aux seconds, disant
qu'il était impossible de traiter une maladie sans en

connaître l'essence. Les disciples de Philinus de Cos et de Sérapion d'Alexandrie, repoussant les vues spéculatives des dogmatistes, n'admettaient d'autre base à la médecine que l'expérience, qu'ils faisaient naître de trois sources : le hasard, qui généralement fournit des faits dont on doit observer la marche naturelle ; les essais ; l'imitation ou analogisme. La doctrine des empiriques est fondée sur cette trilogie. On ne pourrait qu'applaudir à une pareille méthode, s'ils n'avaient systématiquement rejeté l'anatomie et la physiologie et prétendu que c'était là simplement matière à discussions oiseuses. L'éloignement qu'ils avaient pour les causes occultes, les firent s'appliquer exclusivement à la recherche des signes diagnostiques de la maladie et aux effets des médicaments. Pour eux la maladie est un concours de symptômes et l'indication thérapeutique n'existe pas, car elle suppose la connaissance des causes, connaissance plus nuisible qu'utile. « Les principes de la philosophie pyrrhonienne, dit Andral, furent évidemment ceux qui inspirèrent le fondateur de l'école empirique. Observer sans raisonner, ne s'occuper que des phénomènes, négliger dans les sciences la recherche de l'essence des choses, et, en médecine, l'étude de la cause prochaine et de la nature intime des maladies, tels étaient les préceptes que Philinus de Cos donnait à ses disciples. » A quinze cents ans de distance, Hahnemann ne semble-t-il pas avoir essayé de ressusciter l'empirisme ?

Au reste, dogmatistes et empiriques tâtonnaient : les premiers dans la recherche des causes, ceux-ci dans l'emploi des moyens thérapeutiques ; les uns et les autres, aveuglés par leurs idées préconçues, se reprochaient mutuellement de n'y pas voir pour se conduire. « En médecine, dit Littré, le règne des systèmes est fini... Tant que la physiologie n'a pas été pleinement constituée, il est resté des espaces vides par où les hypothèses pouvaient se faire jour. Or, elle vient de se constituer pour ainsi dire sous nos yeux et cela seul frappe de discrédit tout système médical. »

Donc, voici une doctrine ayant pour base un petit nombre de faits mal observés et plus mal interprétés, partant de principes erronés, de propositions sans preuves que tout homme d'imagination, même sans être médecin, aurait pu émettre : des mots, ce ne sont que des mots. Pas d'enseignement public ou privé, pas de discussion au grand jour, pas d'expérimentation réelle, une analyse souvent minutieuse du symptôme, mais un éloignement de parti pris de tout groupement synthétique ; des paroles mystérieuses, des recettes se transmettant sous le manteau de la cheminée, dernier débris des sciences occultes, bien fait pour frapper les imaginations maladives ; un piétinement sur place, un jurement à perpétuité sur la parole du maître : telle est l'homéopathie.

A défaut d'argumens victorieux, qui certes n'ont pas manqué, on peut se demander pourquoi le ridicule, si puissant en France contre les vaines doctrines, n'a pas tué celle-ci. On répondra que ce ridicule apparaît surtout aux intelligences médicales ; qu'il n'est pas si évident pour le vulgaire toujours crédule quand il s'agit des choses de la santé ; que ce merveilleux lui-même dont elle s'entoure, n'est pas fait pour déplaire à nombre d'esprits amis des interventions surnaturelles. Dans le livre (1) qui lui a ouvert les portes de l'Académie de médecine, M. J. Rochard, après une exécution sommaire de l'hahnemannisme, explique les succès des homéopathes et en indique les causes : « L'homéopathie a pour elle, dit-il : 1° la bénignité séduisante de ses moyens d'action ; 2° l'incontestable talent de ceux qui l'exercent ; 3° l'ascendant irrésistible qu'ils savent prendre sur le personnel névropathique et crédule qui forme leur clientèle ; 4° l'habileté avec laquelle ils utilisent les moyens tout puissans de l'hygiène ; 5° enfin les ressources très

_______

(1) L. Rochard. Histoire de la chirurgie française au XIX<sup>me</sup>. siècle. Paris 1875.

réelles d'un arsenal médicamenteux qui n'est pas aussi inoffensif que ses petites dimensions le feraient croire. La découverte de la morphine, de l'atropine, de la digitaline, etc. a prêté un puissant concours à la pharmacopée globulaire en permettant de sauver les apparences, et quant à la doctrine elle-même, il est bien entendu qu'ils n'en ont conservé que l'enseigne. » Pauvre doctrine, la voilà bien accommodée ! Mais j'en demande pardon à mon très savant maître, si je demeure d'accord avec lui de bien des points, je ne trouve pas dans cette énumération toutes les raisons des succès des homéopathes, et d'un autre côté, j'y vois place pour les charlatans, les menteurs à leurs convictions, les sceptiques, mais non pour les homéopathes convaincus. Serait-ce que le spirituel académicien n'y croirait pas? Pour ma part, j'ai la naïveté d'y croire.

D'un autre côté, crédule, quel est le malade qui ne l'est peu ou prou ? Ne voyons-nous pas tous les jours, des médecins devenus patiens à leur tour, se conformer aux conseils empiriques de leur entourage ? Enfin, si nous jetons un coup d'œil autour de nous, il nous sera facile de nous convaincre que les seuls névropathes ne s'adressent pas à l'homéopathie, et c'est surtout ces gens qui ne sont ni habituellement crédules, ni névrosés que je voudrais convertir. Il ne faut pas oublier que c'est dans les hautes classes de la société, que le mesmérisme au XVIII° siècle et l'hahnemannisme à son début ont trouvé le plus de faveur. Quand une erreur scientifique est passée dans le domaine public, elle ne disparaît pas ainsi. Voyez plutôt les idées médicales de M™° de Sévigné, ne sont-elles pas encore celles de la majorité des mères françaises ?

Certes, les homéopathes sont, en général, d'habiles hygiènistes. Bien qu'on puisse trouver par trop draconiennes leurs prescriptions contre les oies, les canards, le veau, les poulets trop jeunes, les salles de spectacle, les domestiques maladroits et les femmes acariâtres, toutes choses contraires au succès des cures homéopathiques, leurs conseils sont généralement judicieux, quand ils ne sont pas influencés par l'esprit de système· C'est cette veine que les adeptes intelligens ont exploitée. Condamnés à s'immobiliser dans une doctrine immuable, éloignés de la recherche des problèmes diagnos-tiques, ils ont compris qu'une seule voie leur restait ouverte : faire de la bonne hygiène, de la saine diététique. De toutes les erreurs d'Hahnemann, les plus monstrueuses à coup sûr sont contenues dans son « Exposé des maladies chroniques. » Cette *psore*, cette gale-protée, toujours une dans son essence et si variée dans ses manifestations extérieures, est une conception abracadabrante qui fait le plus grand honneur à l'imagination du novateur. Eh bien, c'est précisément dans le traitement des maladies chroniques, surtout s'ils ont la bonne fortune de survenir après un médecin polypharmaque, que les homéopathes peuvent à bon droit revendiquer le plus de succès. Succès dûs à leurs non-pareilles ? Assurément non ; mais aux prescriptions hygiéniques et alimentaires qui les accompagnent. Leur secret est bien connu : selon une recette célèbre, « ils essaient de ne rien faire, » et souvent leurs malades s'en trouvent bien ; mais tandis que nous l'appliquons en connaissance de cause, les homéopathes convaincus en usent sans le savoir, comme M. Jourdain faisait de la prose ; bien plus, cette inaction réelle leur paraît le comble de l'in-tervention.

## IV

Il y a deux choses dans la médecine : la science médicale et l'art de guérir : la première est indéfiniment progressive, le second est forcément limité. On a le tort de croire communément qu'à chaque progrès dans les sciences médicales doit correspondre un pas en avant dans l'art de guérir. A ne considérer que les conquêtes de la thérapeutique depuis un demi-siècle, la moisson est déjà belle; mais c'est peu, si l'on compare ces progrès à ceux qu'a fait la connaissance des maladies et de leurs causes premières. En s'élevant dans le domaine de la pathologie générale, des maîtres éminens sont parvenus à grouper des affections que l'on avait si longtemps crues distinctes; à mettre en lumière les diverses manifestations de la diathèse, du tempéramént morbide, comme on l'a appelée; à démontrer, derrière des accidens bénins, et qu'on n'a pas accoutumé de prendre au sérieux, des tendances maladives graves; à prouver qu'un coryza spasmodique, un simple rhume des foins, une migraine habituelle, une calvitie précoce, sont sous la même dépendance que les coliques hépathiques, la lithiase biliaire, le diabète ou la goutte; ou bien encore, que cette maladie de l'enfance, si effrayante pour les mères par sa mise en scène, si bénigne quant à son pronostic immédiat, la laryngite striduleuse ou faux croup, est cependant une des premières manifestations d'un tempérament morbide redoutable, qu'on appelle l'herpétisme; la prescription hygiénique aura dans ce cas plus d'importance que le traitement de l'accès. Tout médecin frais émoulu de nos écoles en sait assez pour traiter convenablement une affection aiguë; il faut un savoir profond pour guider sûrement la diététique et l'hygiène d'un malade en puissance d'herpétisme ou d'arthritisme.

Les homéopathes ont peut-être ce savoir; mais ils se sont modestement effacés devant les Lancereaux, Bouchard, Lécorché et cette brillante pléiade des patohlogistes de Paris. Qu'ils le possédent ou non, par le fait de leurs non-pareilles, leurs prescriptions sont tout simplement hygiéniques; et, dernière défaillance de leur logique, en même temps que bonne fortune singulière, après que leur esprit s'est aiguisé à la recherche minutieuse du symptôme, se gardant de toute synthèse, leur thérapeutique n'aura de vertu que si sa partie hygiénique s'adresse à la cause générale, au tempérament morbide, à la diathèse. Et c'est en effet une des raisons de leurs succès.

Il en est deux autres. La première, c'est la fausse idée que les gens du monde se font de la médecine et des médecins. La plupart en sont encore à l'humorisme de Fagon ; les plus éclairés ne peuvent que déraisonner sur ce sujet ; presque tous ont une théorie médicale toute prête à servir au médecin qui les visite, et rien n'est curieux comme de voir les esprits les plus sains, les jugemens les plus droits, tourner au snobbisme aussitôt qu'on leur parle de leur santé. Il leur faut une explication à tout prix, et le médecin est dans l'alternative ou de leur paraître mal élevé, ou de leur donner un aperçu fantaisiste. D'une façon générale, ils demandent à la médecine plus ou autre chose que ce qu'elle peut leur donner.

Examiner attentivement les symptômes morbides, les grouper en un syndrôme en tenant compte de la nature du terrain sur lequel ils évoluent, poser un bon diagnostic (c'est le mot), puis, l'ennemi connu, le combattre par des moyens appropriés ; ou bien si l'affection accomplit son cycle sur un bon terrain, faire ce qu'on a appelé de l'expectation armée, n'intervenant que pour la ramener à son cours normal ; enfin, de l'ensemble des signes observés, de la marche et de la durée, tirer un pronostic, qui ne saurait être, dans la plupart des cas, qu'un calcul de probabilités : tel est le devoir du médecin dans les maladies aiguës. Faire de lui un guérisseur ou un devin serait s'abuser étrangement sur le pouvoir de la médecine. J'ai dit plus haut son rôle tout autre, mais bien plus important et bien plus difficile dans les affections chroniques : c'est d'abord une œuvre de préservation par l'hygiène thérapeutique, et c'est encore cette dernière science qui lui fera trouver et indiquer le meilleur *modus vivendi*, si l'ennemi est déjà dans la place, si la diathèse s'est manifestée.

D'autre disent volontiers avec la Bruyère : « Si les hommes sont temperans, chastes et modérés, que leur sert le mystévieux jargon de la médecine qui est une mine d'or pour ceux qui s'avisent de le parler ? Légistes, docteurs, médecins quelle chute pour vous si nous pouvions tous nous donner le mot de devenir sages ! » L'argument est plus vieux que la Bruyère, et Virgile s'étonne aussi en vers harmonieux de la mort des taureaux que ne tuent ni les excès de vin du Massique, ni les breuvages empestés, ni les soucis rongeurs ; mais il n'est pas de médecin qui ne l'entende rééditer chaque jour. Littré cependant, qui était en bon lieu pour y répondre, n'a pas manqué de le réfuter : « Cette opinion, dit-il, découle de cette fausse philosophie, qui considérant la nature d'un côté et l'homme de l'autre, suppose que celui-ci est le corrupteur de celle-là. Le fait est, qu'au point de vue humain, l'ordre naturel est imparfait , aussi tout le travail humain est-il de le rectifier autant qu'un être aussi faible de corps et d'intelligence qu'est l'homme, peut le faire. Loin de corrompre la nature et de la dépraver, il la corrige. La tempérance, auxiliaire de la santé est un précepte moral qui ne nous éclaire pas sur les causes morbifiques, ni sur les moyens qui les combattent. C'est la science qui là-dessus nous donne la lumière; la science toujours progressive et secourable, mais toujours inférieure à la tâche. Qu'est-ce en effet que la civilisation, sinon la lutte entre une tâche qui décroît sans devoir jamais finir, et un effort qui croît sans jamais devenir infini ? »

Les gens qui jugent de la médecine actuelle, comme la Bruyère et Mme de Sévigné jugeaient de la médecine de leur temps, sont encore plus nombreux qu'on ne croit. Ils deviennent une proie facile pour l'homéopathe intelligent et que ne gênent pas ses convictions.

Enfin, certaines personnes des plus instruites, mais en même temps des plus chrétiennes accordent quelque crédit aux homéopathes parce qu'ils se réclament d'un vitalisme outré. Elles pensent, et je n'y contredis pas, que le vitalisme est inséparable du spiritualisme ; mais elles croient aussi que la médecine actuelle, celle de l'école de Paris, surtout, est intimement liée au matérialisme, et grande est leur erreur. La vérité est qu'un spiritualisme éclairé n'est pas incompatible avec les idées médicales du jour. Il est vrai qu'on chercherait en vain, si ce n'est pas chez certains homéopathes, les traces de cette médecine théocratique qui faisait de la maladie une réaction salutaire contre une cause morbifique ; mais, si certaines vérités métaphysiques apparaissent aux uns qui se dérobent aux autres, les vérités scientifiques s'imposent à tous et celles-là seules ont une influence sur l'avancement de sciences biologiques. Pour la médecine actuelle, la pathologie n'est autre chose que l'altération des propriétés normales de l'organisme vivant ; on l'a dit, c'est une physiologie dérangée. Elle se garde à la vérité, de toute métaphysique et cherche toujours à relier l'état pathologique à l'état physiologique ; mais parce qu'elle n'admet ni l'animisme de Stahl, ni le vitalisme de Barthez, est-ce à dire quelle soit nécessairement matérialiste ? L'astronome qui cherche une raison matérielle à la déviation qu'éprouve un astre dans son parcours habituel, et ne la trouve pas, devra-t-il en donner une surnaturelle ? N'accusera-t-il pas plutôt l'insuffisance de ses investigations ou de ses instrumens ? N'est-ce pas rapetisser Dieu que de le faire servir à expliquer nos ignorances ?

Il est beaucoup plus facile d'avoir une doctrine d'une remarquable élasticité qui se plie à toutes les vues à priori de chacun ; c'est une clé qui ouvre toutes les portes, et il sera toujours plus aisé de diagnostiquer un affaiblissemeut du principe vital, ou une lutte s'établissant entre l'action des causes morbifiques et la réaction de l'âme, qu'une lésion à peine perceptible des cellules nerveuses de la moelle épinière.

Oui, la cellule vivante a des propriétés que la chimie ni la physique ne peuvent expliquer ; oui, Dieu est derrière toute vie; mais cette cellule vivante étant donnée, ne nous sera-t-il pas permis, sans être taxés d'impiété, d'en chercher toutes les propriétés physiologiques, et de n'attribuer la diminution de leur vitalité qu'à l'altération de ces propriétés ? Cette cellule est née pour vivre dans des conditions données ; ces conditions physiques, chimiques ou de milieu viennent à changer ; nous le constatons en même temps qu'un affaiblissement de sa vie ; si nous concluons, comme il est logique de conclure, que ce sont les changemens survenus qu'il faut accuser de l'amoindrissement de l'énergie vitale, pourra-t-on sans injustice nous accuser de matérialisme ?

Disons-le hautement, la médecine ne progresse que depuis qu'elle s'est dégagée de toutes ces vaines formules. Désormais la biologie seule domine et commande la pathologie.

Une deuxième raison du succès des homéopathes est plus particulièrement le fait de notre génération médicale. Toujours à la recherche de l'entité morbide, désireux d'un diagnostic clair et nettement posé, assoiffés de logique et de médication rationnelle, il faut avouer que nos médecins laissent souvent dans l'ombre des points qui n'ont peut-être pas toute l'importance qu'y attachent leurs malades, mais qu'à tort ou à raison ceux-ci considèrent comme essentiels. L'homéopathe dédaigne le syndrôme, mais avec quel art il détaille le symptôme le plus léger, le lieu exact de la douleur, sa nature, son intensité, le moment précis de ses exacerbations ; il ne recule devant aucune trivialité, il les recherche au contraire, gardant ses mots savans pour désigner les substances le plus communément répandues. Ces comment ?... ces où ?... ces quand ?... ces combien de fois ?... n'ont rien pour déplaire à l'homme qui souffre. Une large part dans la prescription est faite au régime, et les minuties dans le détail desquelles il est toujours facile d'entrer, quand on connaît son malade, confirment aisément celui-ci dans la haute opiniou qu'il a de son médecin. S'il est vrai que la confiance inspirée par le médecin est pour beaucoup dans les guérisons possibles, à cause du peu de discussion que soulèvent ses prescriptions, les homéopathes ont encore cette habileté de s'imposer pour ainsi dire à leurs malades.

Dans une intéressante étude sur la bourgeoisie de la fin du xviii° siècle (1) M. Bardoux nous dit l'influence qu'exercèrent les médecins de cette époque sur leurs contemporains : « L'usage des salons leur avait donné un esprit délié, des manières douces en même temps que la connaissance du cœur humain, et c'était du célèbre Lorry qu'une dame disait : il est si au fait de tous nos maux qu'on dirait qu'il a lui-même accouché. » Il est peu de médecins aujourd'hui auxquels ce dernier éloge ne puisse s'appliquer ; mais on s'en aperçoit moins dans le monde de cette dame, parce qu'ils ont peu à peu laissé d'y fréquenter.

La plupart des bons esprits tendent, il est vrai, à échapper à leur spécialité, mais ce devrait être par simple délassement. La politique a trop envahi le monde médical ; à se mêler à ces luttes de partis, les médecins ont perdu peu à peu cette autorité qu'ils avaient dans la famille, à l'intimité de laquelle ils étaient autrefois admis ; ils connaissent mieux les maladies, ils savent moins leurs malades. Leurs conseils n'ont plus force de loi et l'on s'empresse de les discuter ou de leur opposer d'autres vues. « La fidélité constante à un médecin, une confiance inébranlable en lui, sont habituellement le lot des hautes intelligences et des grands cœurs. » Il est possible que ce soit un médecin qui ait émis cet aphorisme, très juste au reste ; mais encore faudrait-il que, de son côté, le médecin n'eût rien laissé à désirer pour gagner cette confiance, et le savoir seul n'y suffit pas.

Ce ne sont pas les travaux du cabinet, l'étude approfondie des grands problèmes biologiques qui empêchent les homéo-

(1) *Revue des Deux-Mondes,* du 15 janvier 1886.

pathes de pénétrer dans l'intimité des familles intelligentes et très éclairées à bien d'autres égards, et d'obtenir leur entière confiance. C'est une dernière raison, et la plus concluante de leur existence et de l'accueil qu'on leur fait encore.


## V


A mesure que la médecine s'élève dans la connaissance des causes premières des maladies chroniques, la polypharmacie perd pied de plus en plus, l'hygiène la remplace et devient « la forme la plus importante, non seulement du progrès thérapeutique mais du progrès universel. » Toutefois, c'est une arme à double tranchant qui demande pour être bien maniée une connaissance approfondie du malade et de ses antécédens familiaux. Si les médecins manquent à ce devoir ou paraissent y manquer, ce qui pour le public est la même chose, ils se verront supplantés par les homéopathes ; s'ils ne font qu'en souffrir dans leur fortune ou leur amour-propre, le mal sera léger ; mais les conséquences sont plus sérieuses, puisque des maux se produiront qui auraient pu être prévenus. Au reste, pourquoi se laisseraient-ils supplanter avec tant de belles cartes dans leur jeu. Les médecins de nos jours ont pour eux la foi ardente dans le perfectionnement de la science, le vif désir de soulager les maux ; ils sont en possession, sinon de la vérité absolue, du moins de la méthode qui y conduit, autant qu'il est donné à l'humaine nature d'en approcher. Qu'ils ne laissent donc pas les homéopathes prendre leur place dans cette société polie et intelligente, si digne de sympathie. C'est en se mêlant à sa vie qu'ils pourront redresser bien des idées erronées et arrêter dans leurs germes les tendances morbides chez ses représentans.

La vie du médecin est une lutte plus encore contre les préjugés anti-hygiéniques que contre les maladies elles-mêmes. Si vivre n'est pas la vie, mais bien se porter, on conçoit que le devoir du médecin n'est pas seulement de traiter la maladie déclarée, mais surtout, autant que faire se peut, de l'empêcher de naître ; et dès lors son rôle est de tous les instans. Là est sa véritable mission ; il n'en est pas de plus belle, de plus utile, de plus honorable, et, ajouterai-je, de plus nécessaire pour combattre les sottes outrances de la vie actuelle.

Parmi les soi-disant homéopathes, il y a : de vulgaires charlatans ; je ne saurais m'en inquiéter ici, ils ne sont pas dangereux pour mes lecteurs. Des médecins qui prennent le nom et laissent la chose, plus désireux de la ceinture dorée que du bon renom et de la probité scientifiques ; ils sont surtout dangereux pour eux-mêmes. Des sceptiques, hommes d'esprit, partisans de l'expectation en médecine, aimant peu à médicamenter, habiles à manier les prodigieuses ressources de l'hygiène, hommes du monde, intelligens et bien appris, connaissant la femme et en jouant admirablement, très accommodans, très sociables, de belle humeur, prompts à la repartie, causeurs brillans et recherchés pour cela dans certains milieux où l'esprit tient lieu de tout, même de patte blanche, ayant en général plus de savoir-faire que de savoir véritable : ceux-là, rarement dangereux pour leurs malades, le sont extrêmement... pour leurs confrères. Enfin, des convaincus, mystiques étonnans, véritables disciples d'Hahnemann et de Jahr, mêlant quelques bonnes prescriptions hygiéniques à un farrago de substances jurant de se trouver ensemble et à pareil emploi ; traitant la jalousie par des globules et donnant aux femmes des recettes pour éviter les coups de canif au contrat, mais restant dans une déplorable inaction, laissant évoluer, s'aggraver et devenir irrémédiables des maladies qu'une intelligente direction et une intervention opportune eussent certainement amenées à la guérison ; honnêtes, mais fous ; de bonne foi, mais dangereux par leur conviction même. De tous les médecins qui se réclament de l'homéopathie, ceux-là sont les seuls réellement nuisibles, les autres se contentant de n'être pas utiles. A tout prix on devrait s'en garer. Heureusement ils sont rares ; mais, si grand est le mal qu'ils peuvent faire, et cette étude ne servirait-elle qu'à en dénoncer un seul, que je m'estimerais heureux de l'avoir entreprise.

IMPRIMERIE STORCK. — LYON

www.ingramcontent.com/pod-product-compliance
Lightning Source LLC
LaVergne TN
LVHW012322050726
842524LV00004B/1568